U0222113

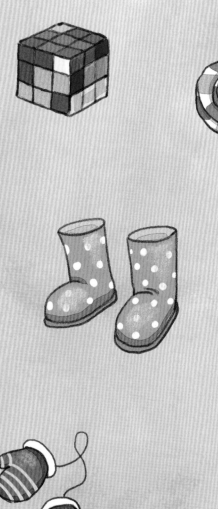

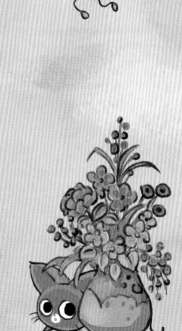

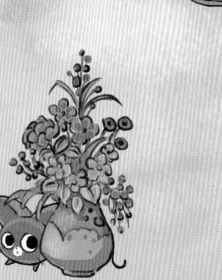

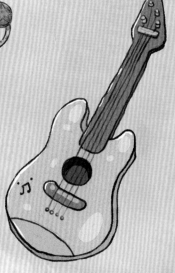

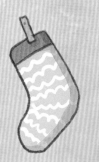

图书在版编目（CIP）数据

小手小脚　好朋友 / 崔玉涛主编. — 北京：北京
出版社，2019.5
（崔玉涛讲给孩子的身体健康书）
ISBN 978-7-200-14701-8

Ⅰ. ①小… Ⅱ. ①崔… Ⅲ. ①人体 — 少儿读物 Ⅳ.
① R32-49

中国版本图书馆CIP数据核字（2019）第106019号

选题策划：恽　梅
项目统筹：肖　巍　覃　静　　责任编辑：刘　超
责任印制：李文宗　承伯平
装帧设计：原　丽　　　插　画：杨　辉

崔玉涛讲给孩子的身体健康书
小手小脚　好朋友
XIAO SHOU XIAO JIAO　HAO PENGYOU
崔玉涛　主编
*
北 京 出 版 集 团
北 京 出 版 社　出版
（北京北三环中路6号）
邮政编码：100120

网　　　址：www.bph.com.cn
北 京 出 版 集 团 总 发 行
新 华 书 店 经 销
北京瑞禾彩色印刷有限公司印刷
*
889毫米×1194毫米　20开本　2印张　50千字
2019年5月第1版　2023年5月第4次印刷
ISBN 978-7-200-14701-8
定价：38.00元
如有印装质量问题，由本社负责调换
质量监督电话：010-58572393

小手小脚好朋友

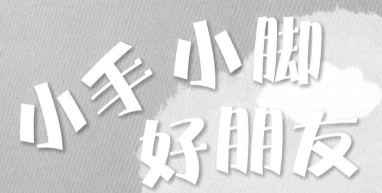

崔玉涛◎主编

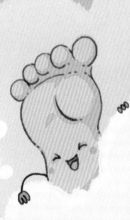

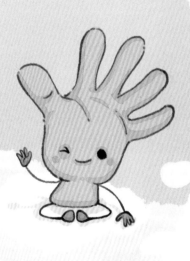

北京出版集团
北京出版社

哎呀，小手宝宝，你在哪里？

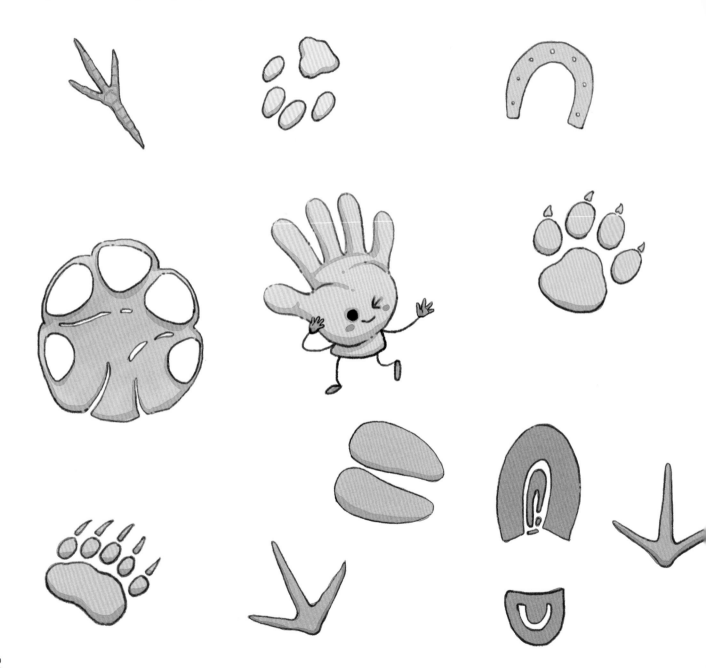

哎呀，小脚宝宝，你在哪里？

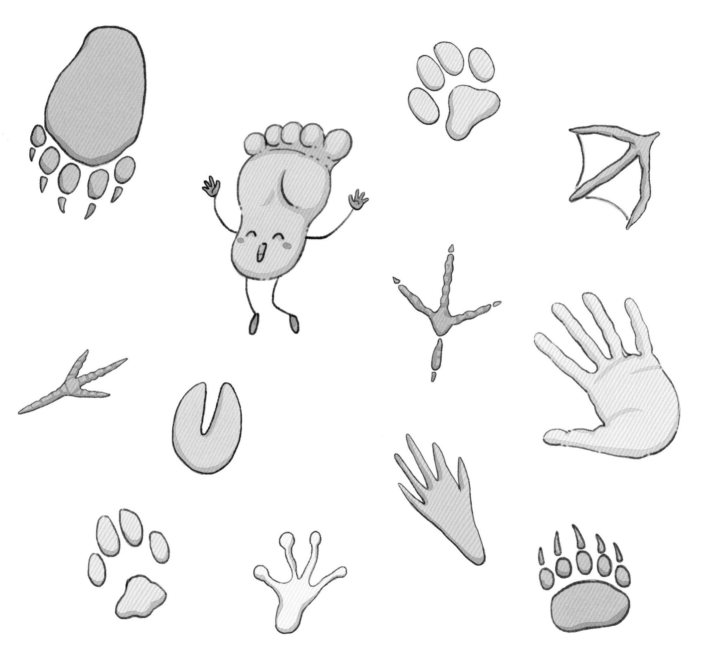

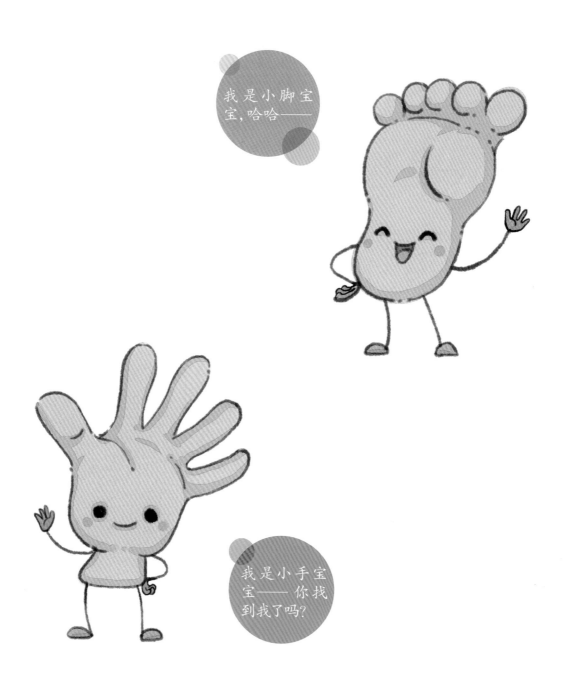

4

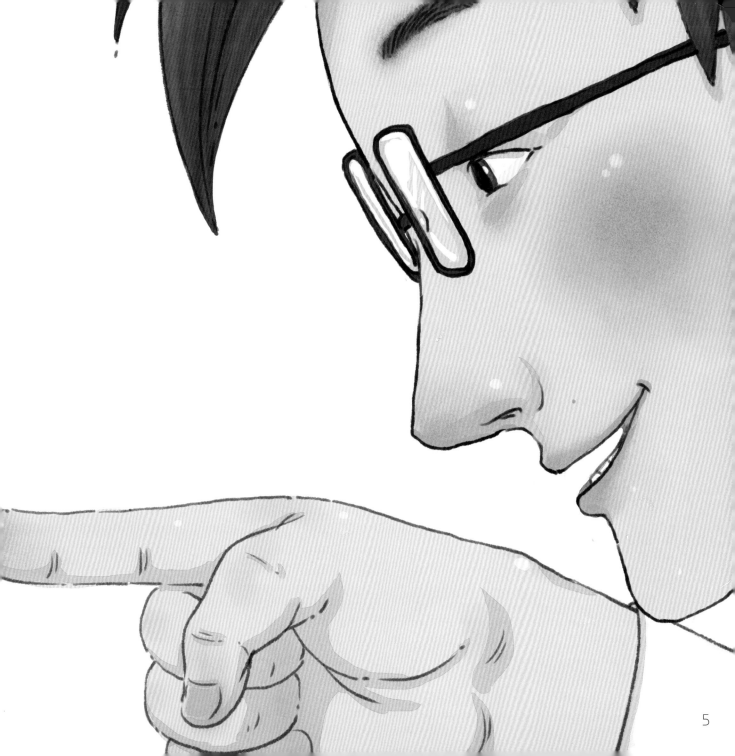

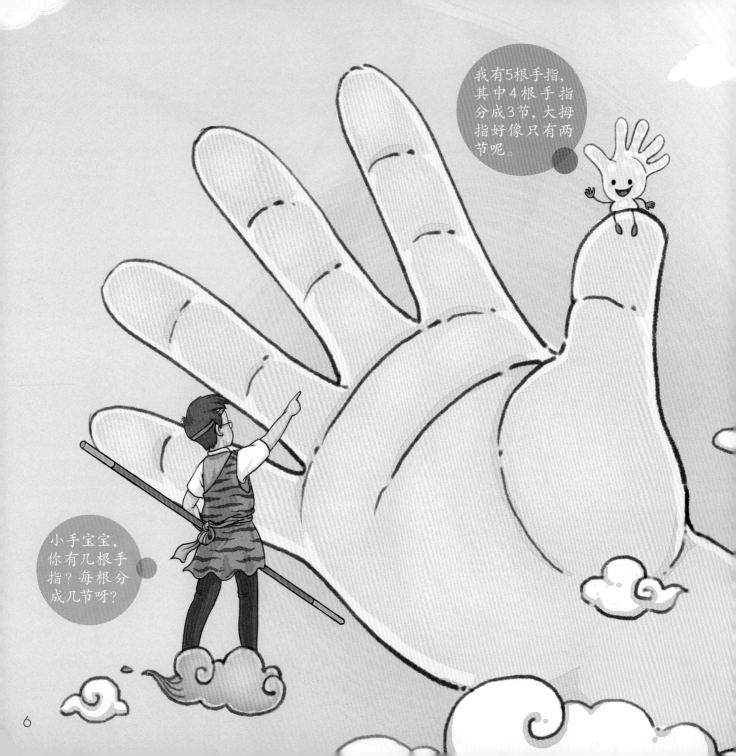

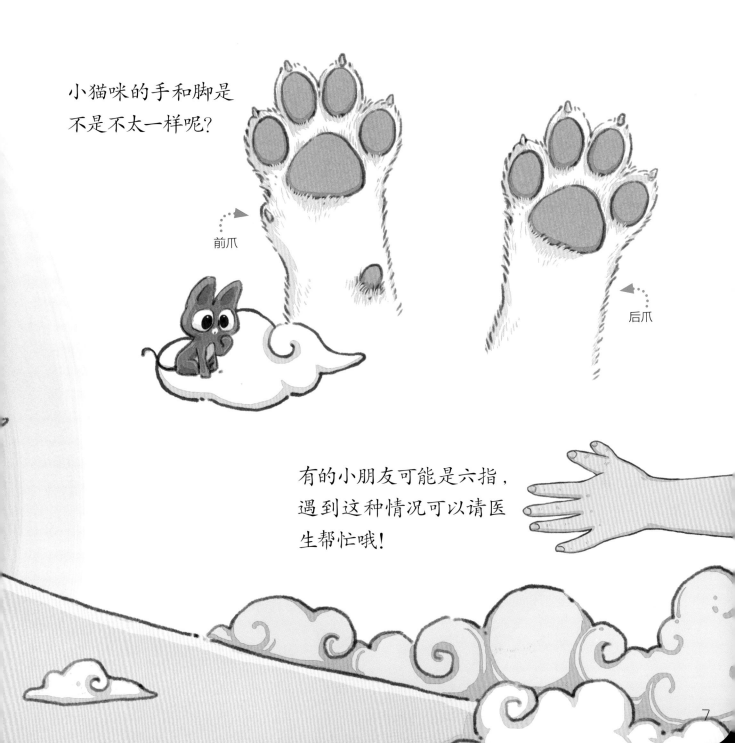

小猫咪的手和脚是不是不太一样呢?

前爪

后爪

有的小朋友可能是六指，遇到这种情况可以请医生帮忙哦!

7

为什么小手宝宝这么灵活?

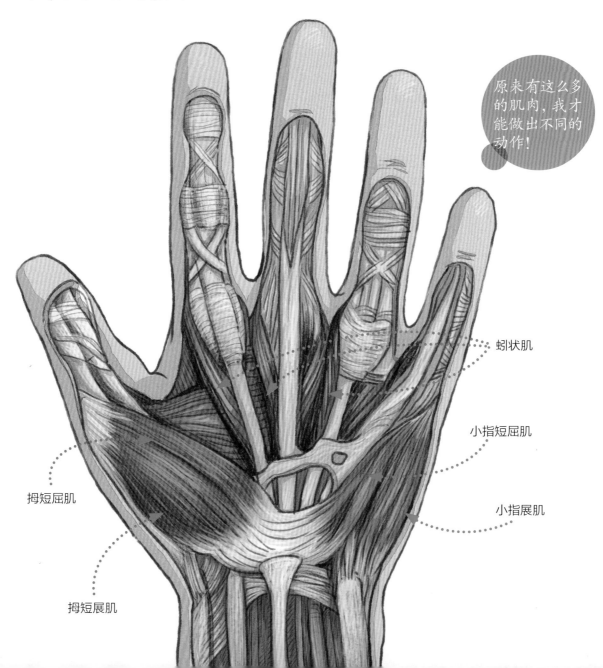

原来有这么多的肌肉, 我才能做出不同的动作!

蚓状肌

小指短屈肌

小指展肌

拇短屈肌

拇短展肌

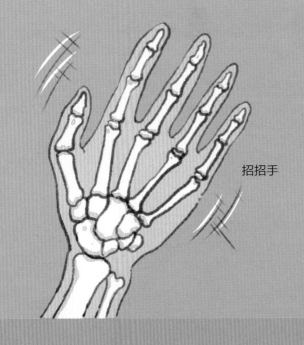

招招手

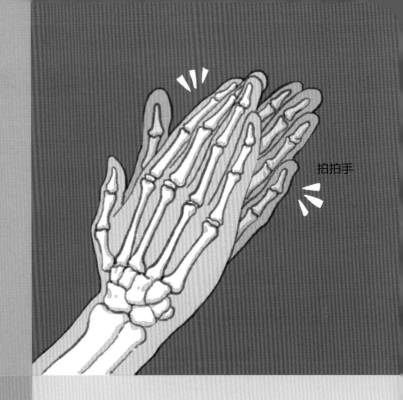

拍拍手

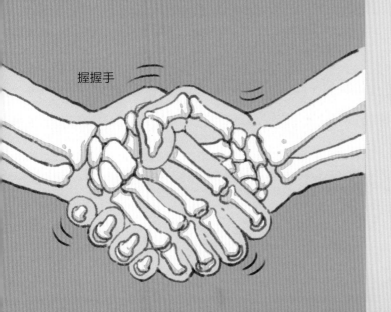

握握手

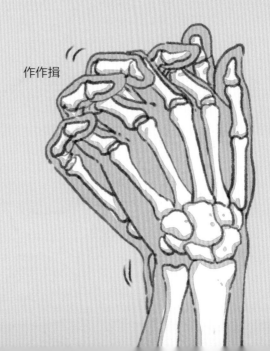

作作揖

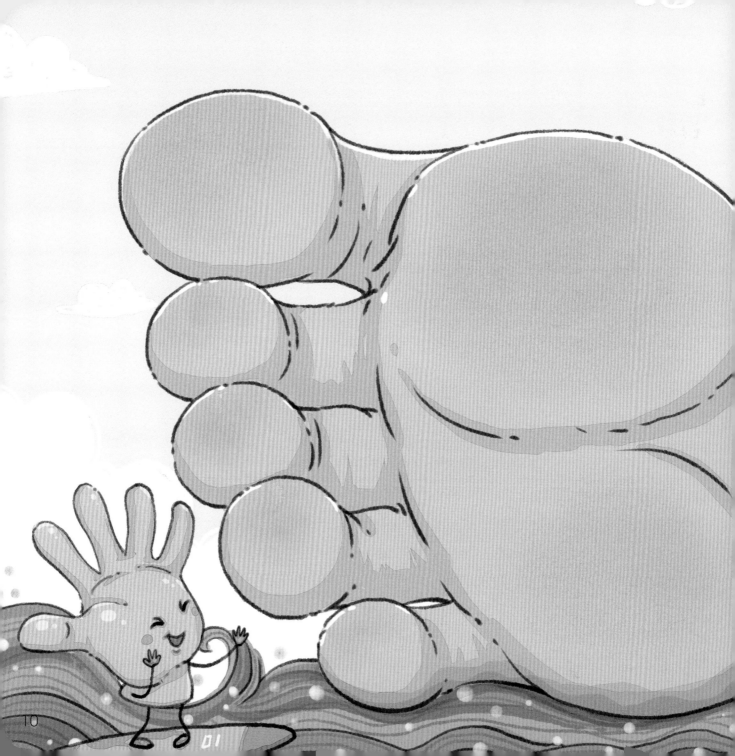

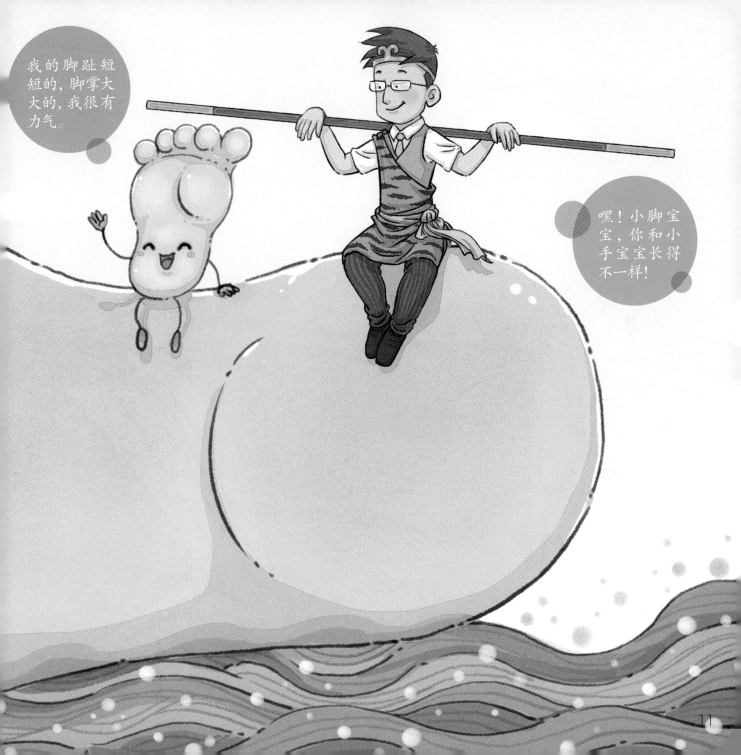

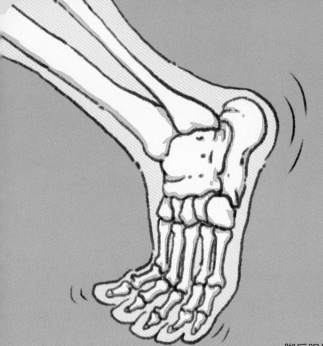

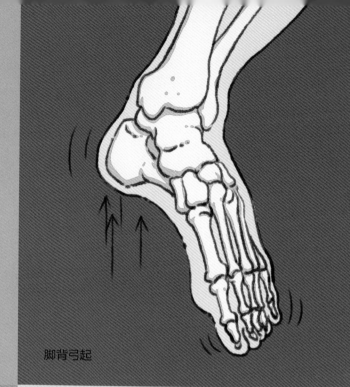

脚后跟抬起　　　　脚背弓起

脚尖立起　　　脚后跟落地

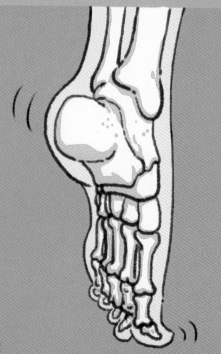

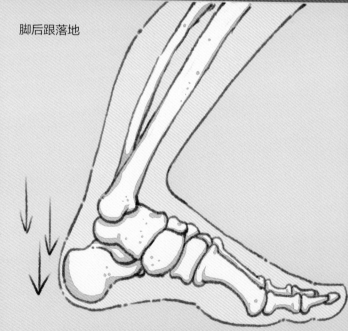

为什么小脚宝宝这么有力？

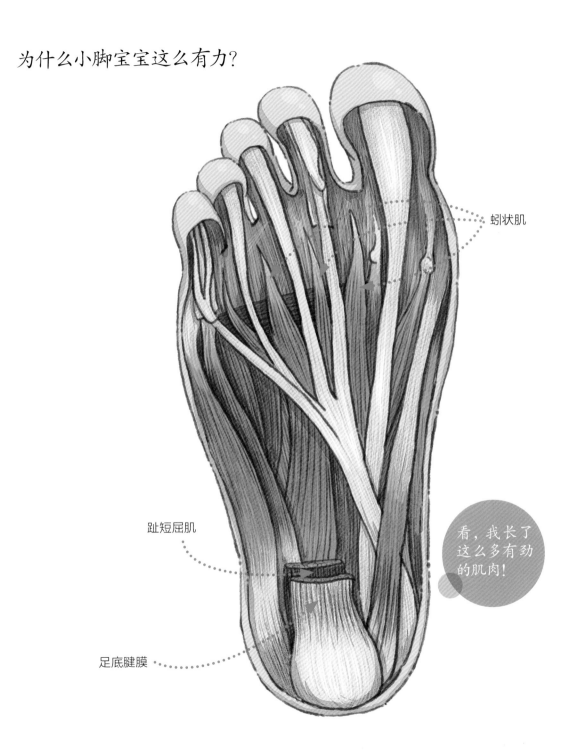

蚓状肌

趾短屈肌

足底腱膜

看，我长了
这么多有劲
的肌肉！

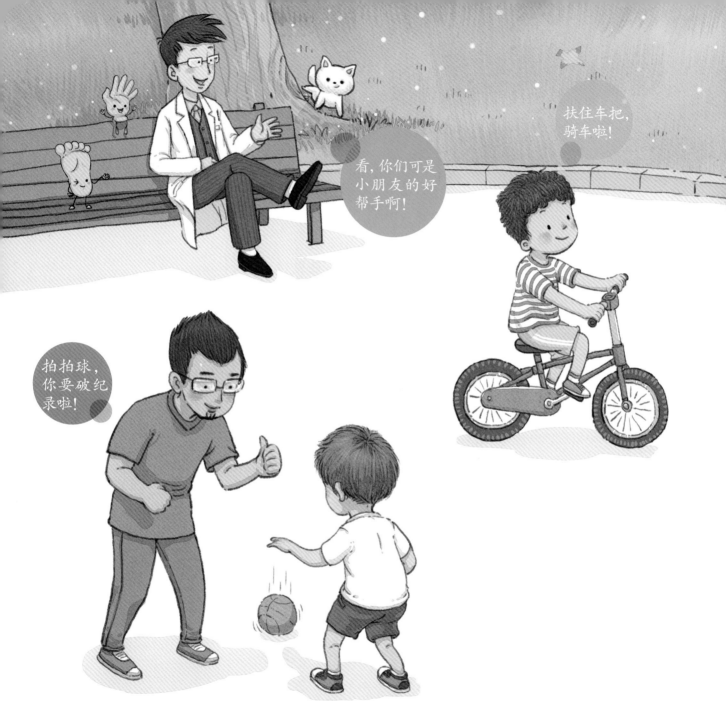

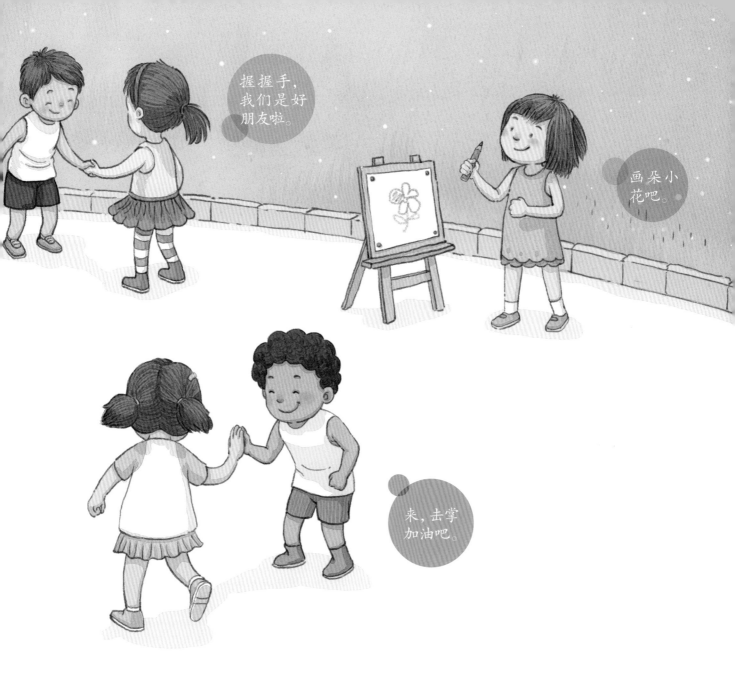

15

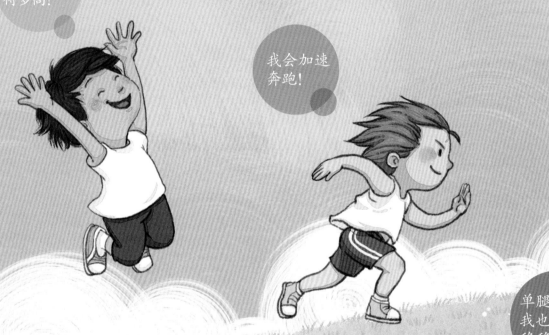

看，我蹦得多高！

我会加速奔跑！

单腿站立，我也能站得稳稳的。

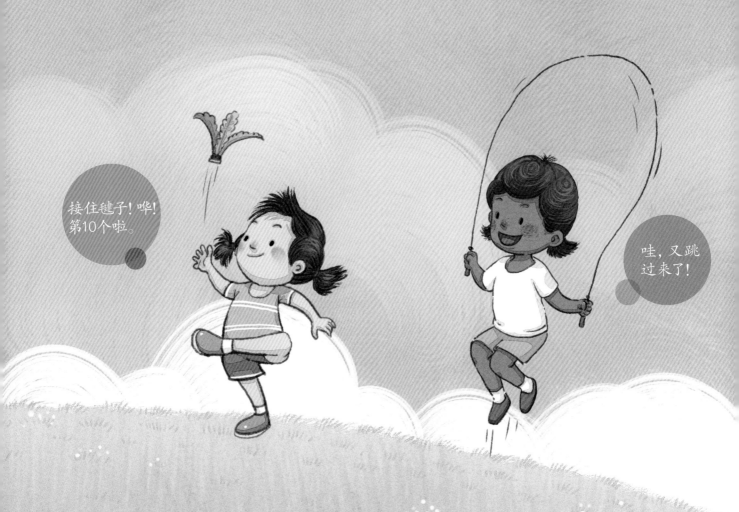

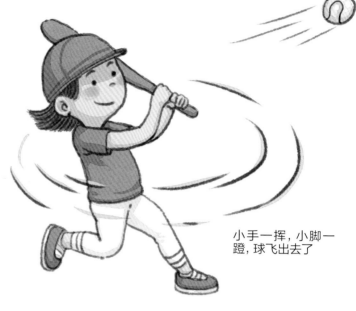

小手一挥，小脚一蹬，球飞出去了

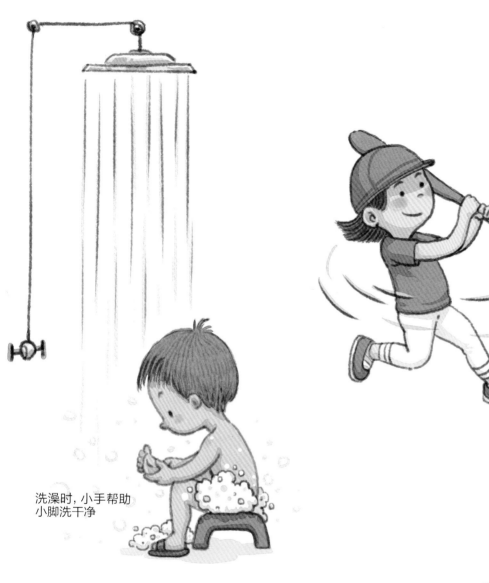

洗澡时，小手帮助小脚洗干净

小手宝宝和小脚宝宝是相互帮助的好朋友。

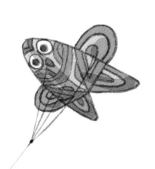

小脚奔跑，小手拉线，风筝越飞越高

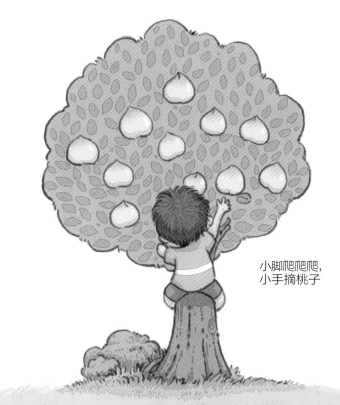

小脚爬爬爬，小手摘桃子

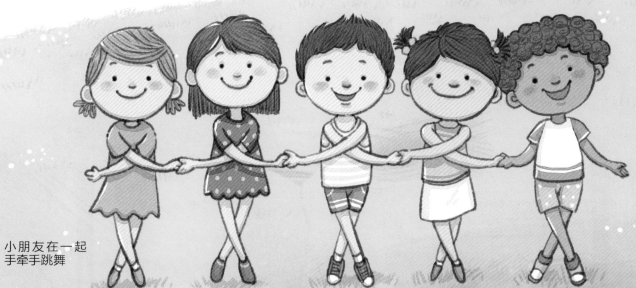

小朋友在一起手牵手跳舞

19

一起来唱快乐的
小手歌。

左手举起来，
右手举起来。
两只小小手，
快乐拍起来！

左手握起来，
右手握起来。
两只小小手，
快乐碰起来！

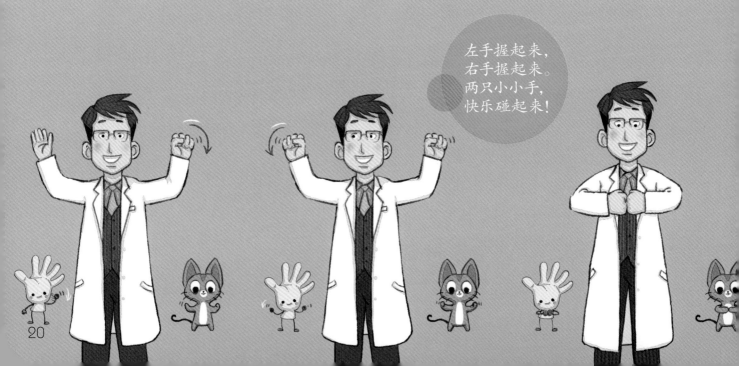

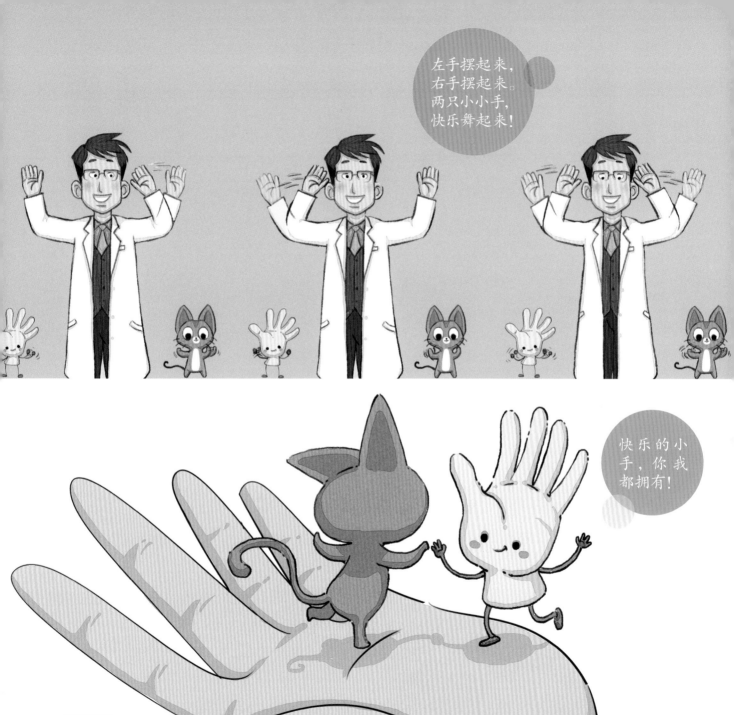

左手摆起来，
右手摆起来。
两只小小手，
快乐舞起来！

快乐的小手，你我都拥有！

21

一起来跳可爱的小脚舞。

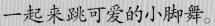
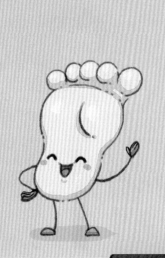
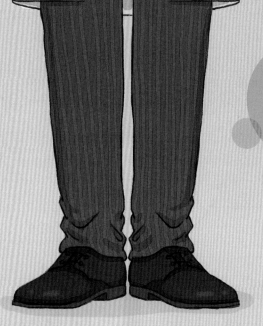
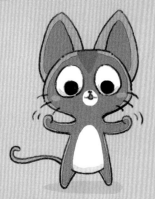
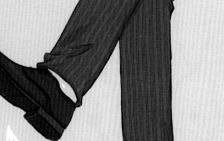
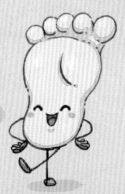
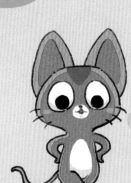
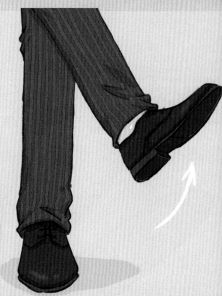

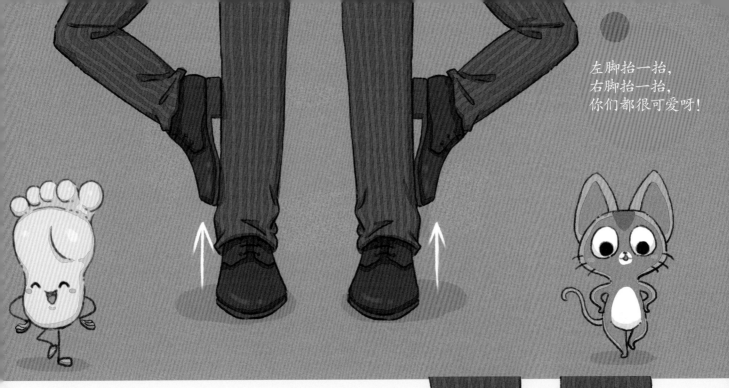

左脚抬一抬，
右脚抬一抬，
你们都很可爱呀！

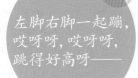

左脚右脚一起蹦，
哎呀呀，哎呀呀，
跳得好高呀——

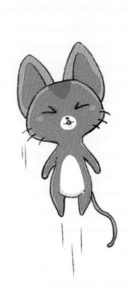

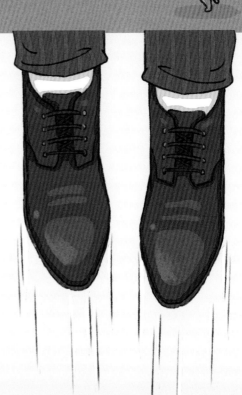

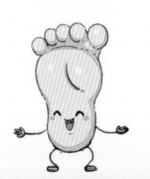

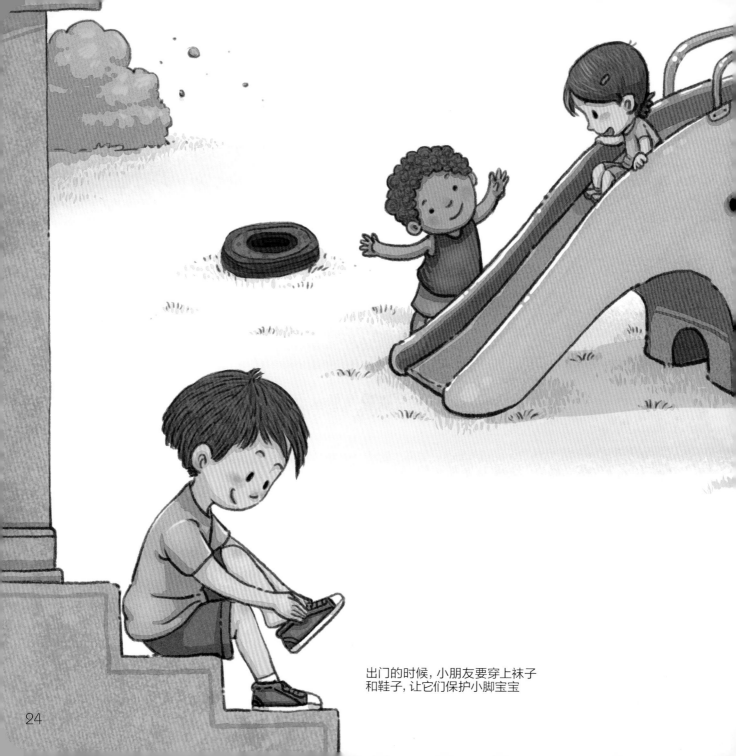

出门的时候，小朋友要穿上袜子
和鞋子，让它们保护小脚宝宝

24

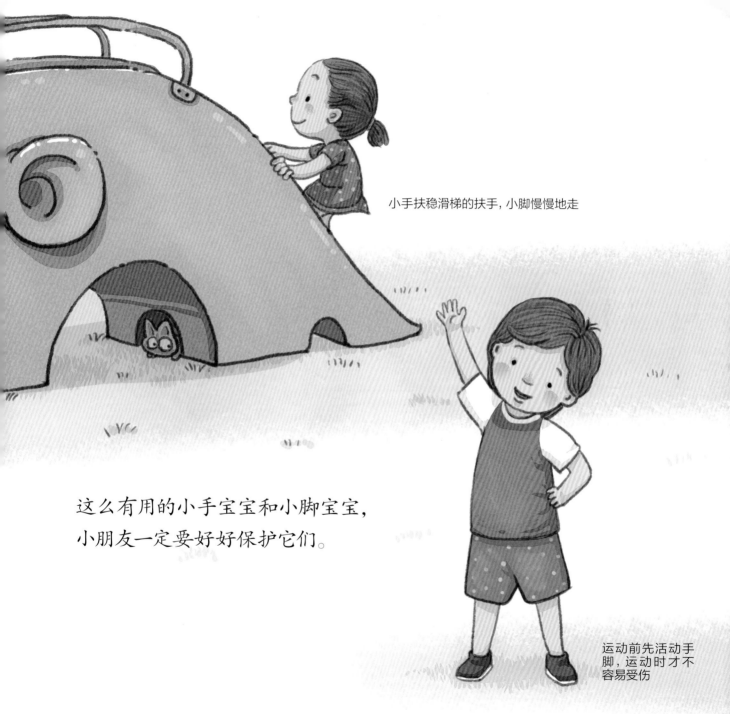

小手扶稳滑梯的扶手，小脚慢慢地走

这么有用的小手宝宝和小脚宝宝，
小朋友一定要好好保护它们。

运动前先活动手脚，运动时才不容易受伤

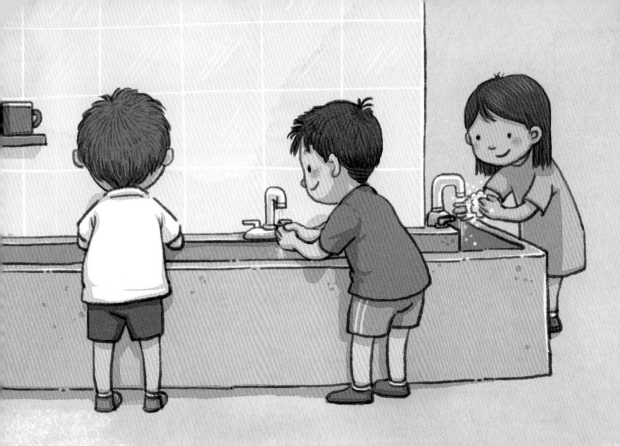

先用肥皂或洗手液消灭小手上的细菌, 再用流动的清水把手冲干净

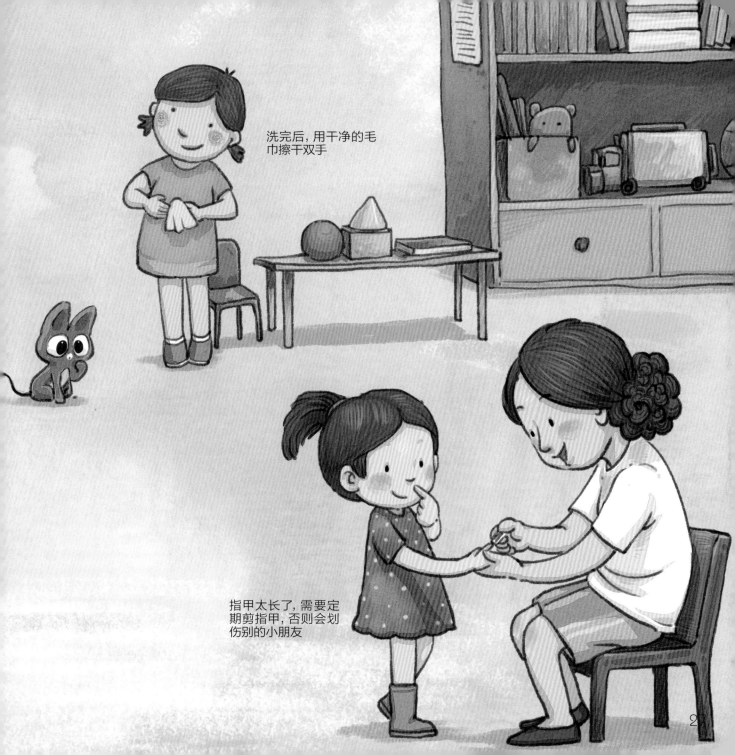

洗完后，用干净的毛巾擦干双手

指甲太长了，需要定期剪指甲，否则会划伤别的小朋友

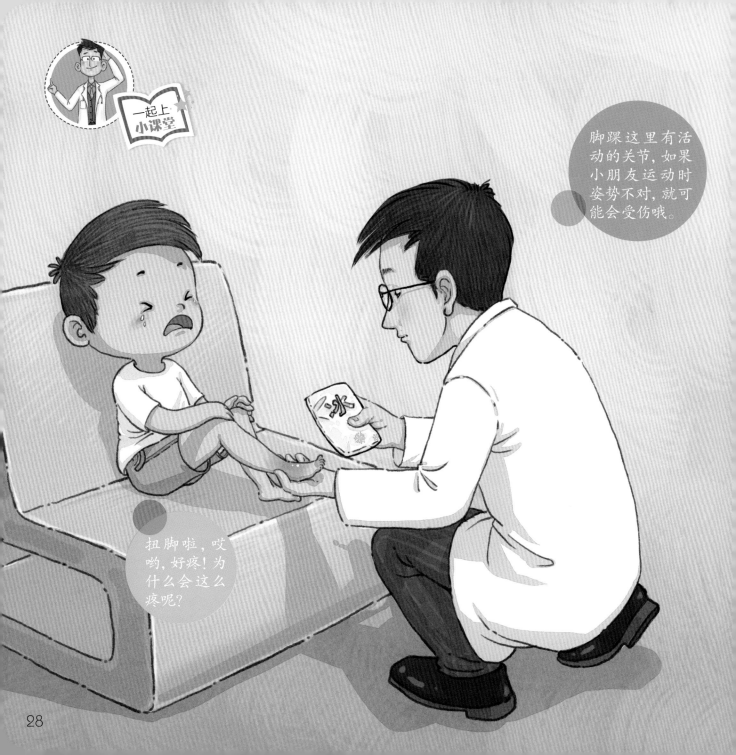

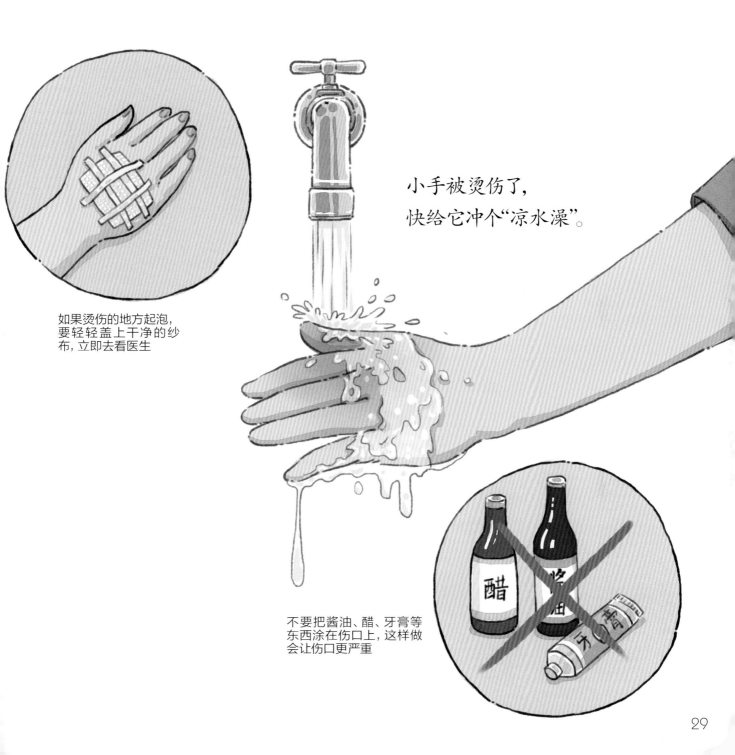

小手被烫伤了，
快给它冲个"凉水澡"。

如果烫伤的地方起泡，
要轻轻盖上干净的纱
布，立即去看医生

不要把酱油、醋、牙膏等
东西涂在伤口上，这样做
会让伤口更严重

全家都爱洗手。

● 先将双手在流动的清水下洗净，
取适量洗手液涂在手上。
● 按照七步洗手法，把双手洗干净。
● 然后，在流动的清水下反复冲洗，
直到双手干净。

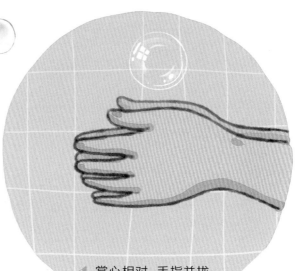

1 掌心相对，手指并拢，
相互揉搓

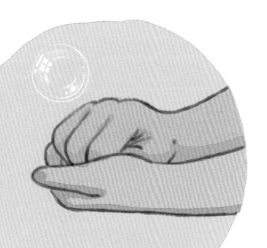

4 弯曲手指，使关节在另一
掌心旋转揉搓，交换进行

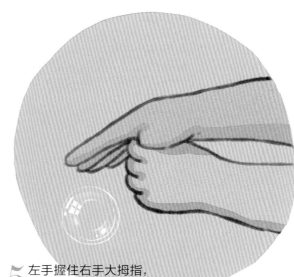

5 左手握住右手大拇指，
旋转搓揉，交换进行

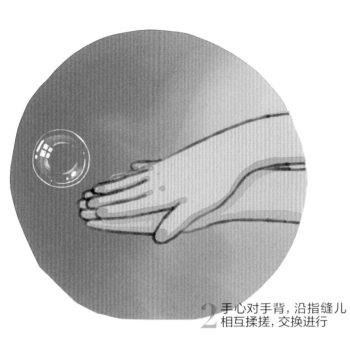

2 手心对手背，沿指缝儿
相互揉搓，交换进行

3 掌心相对，手指交叉，
指缝儿相互揉搓

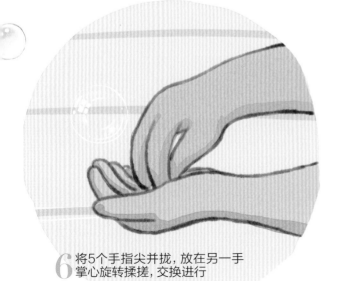

6 将5个手指尖并拢，放在另一手
掌心旋转揉搓，交换进行

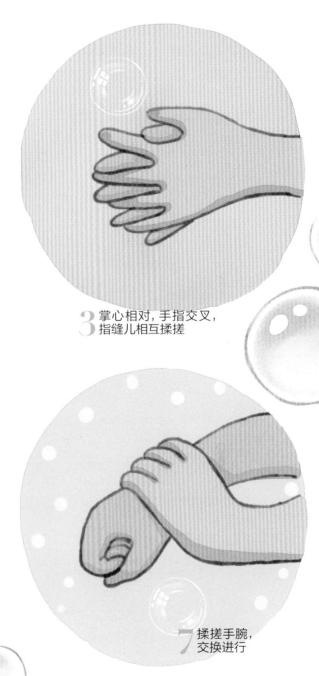

7 揉搓手腕，
交换进行

31

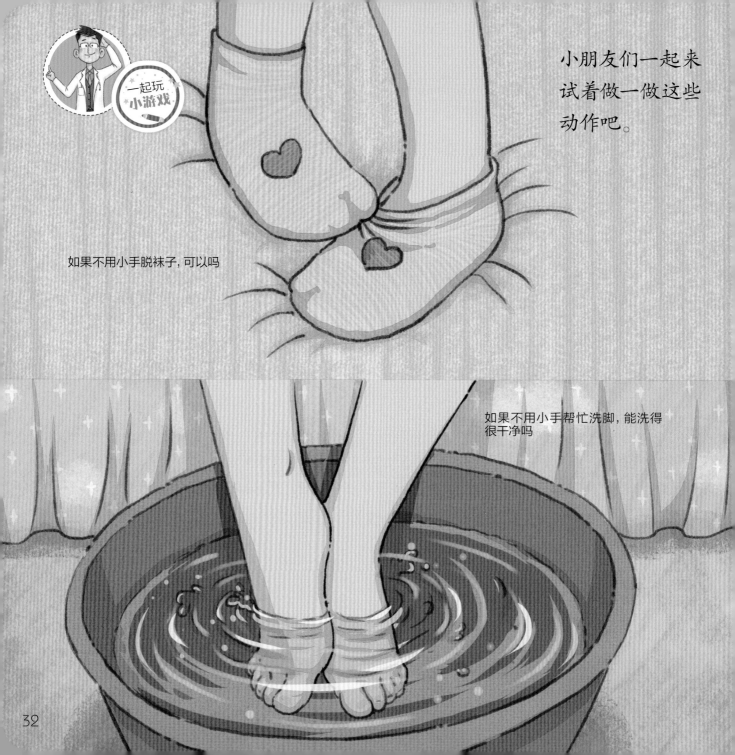

一起玩
小游戏

小朋友们一起来
试着做一做这些
动作吧。

如果不用小手脱袜子, 可以吗

如果不用小手帮忙洗脚, 能洗得
很干净吗

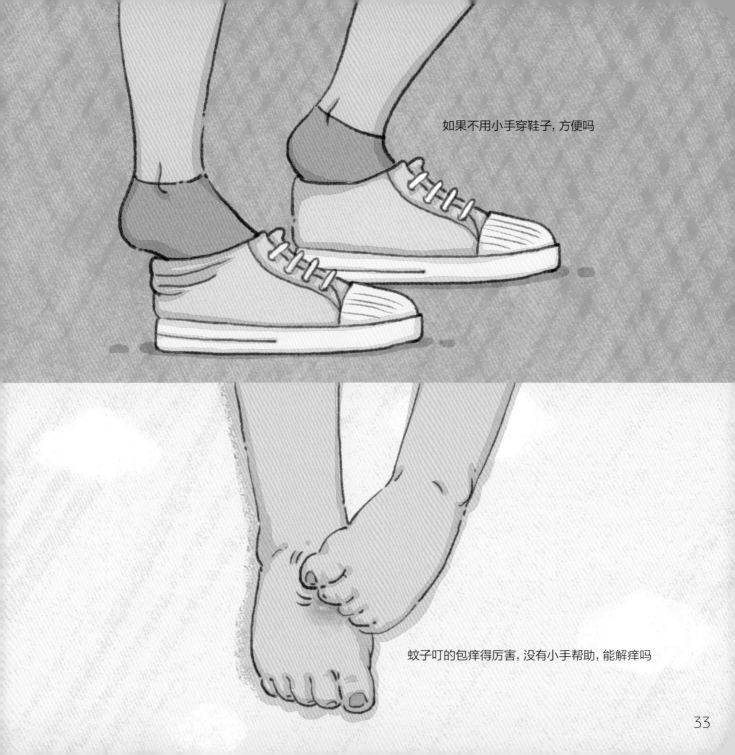

如果不用小手穿鞋子, 方便吗

蚊子叮的包痒得厉害, 没有小手帮助, 能解痒吗

制作我的"小手"模型。

- 宝宝把手放在卡纸上，用笔勾出手的形状。
- 将小手的形状剪下来，每个形状剪2片。
- 在手指甲的位置涂上颜色。
- 把形状一样的两个"小手"的纸片用胶水粘在一起。
- 用胶水把雪糕棍粘在纸片下方，一双可爱的"小手"
模型就完成啦。

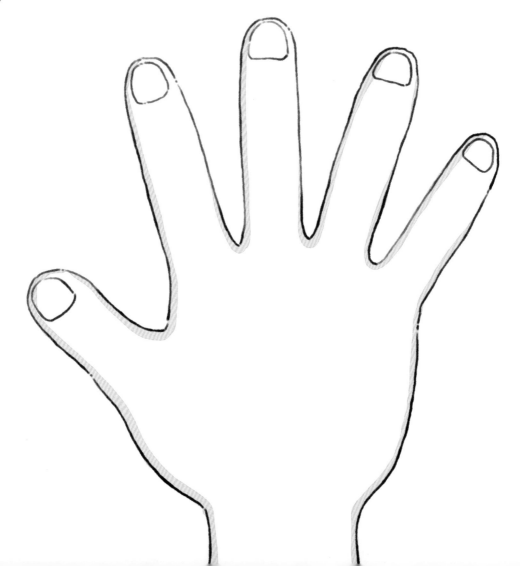

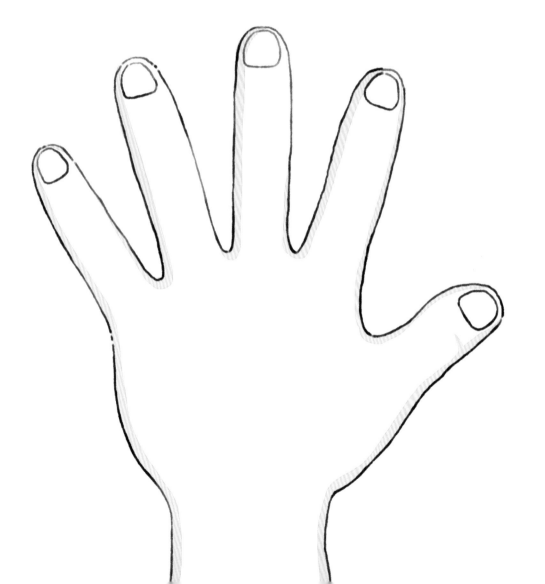

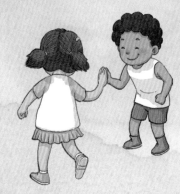

在医学科普 20 年的过程中，我接触到了很多父母和孩子。

在沟通的过程中，他们不止一次问我关于身体的"秘密"，比如说："崔医生，为什么我的孩子容易过敏？""崔叔叔，为什么我能看见夜晚的星星？""为什么豆豆比我蹦得高？""为什么我能闻到面包的香味？"

孩子们对自己的身体充满好奇，父母们也迫切想要了解最专业的儿童健康常识。我也真心希望，这些与我孩子同龄的年轻父母，能够得到专业的儿童健康科普知识，这些可爱的孩子能够真正"打开"自己的身体王国，了解健康成长的奥秘。因此，真心希望这套讲给孩子的身体健康书，既能成为年轻父母与孩子交流的桥梁，又能帮助年轻父母在与孩子的交流中增加自身的医学素养。

多些医学知识，少些养育担忧，携手自然养育，我们一起长大！

儿科医生

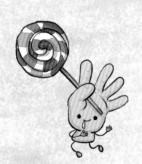

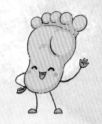

身体是奇妙的，它赋予我们最为神奇的力量。

可是，你真的了解它吗？愿意从小就好好与它做朋友吗？

不妨跟着崔医生一起走进身体的奇妙王国！将了解身体、珍爱生命、健康生活的种子播种在孩子小小的心灵中。

本套讲给孩子的原创身体健康书，经过精心策划编辑，融合了医学、营养、运动、儿童心理学等多领域的知识，听崔医生用最简单易懂的科普方式给孩子们讲得清清楚楚、明明白白。你还可以在有趣的互动游戏中，和孩子一起玩起来！

恽梅

《父母必读》杂志主编

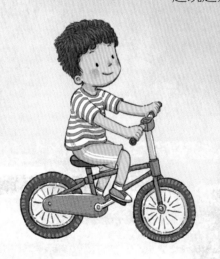

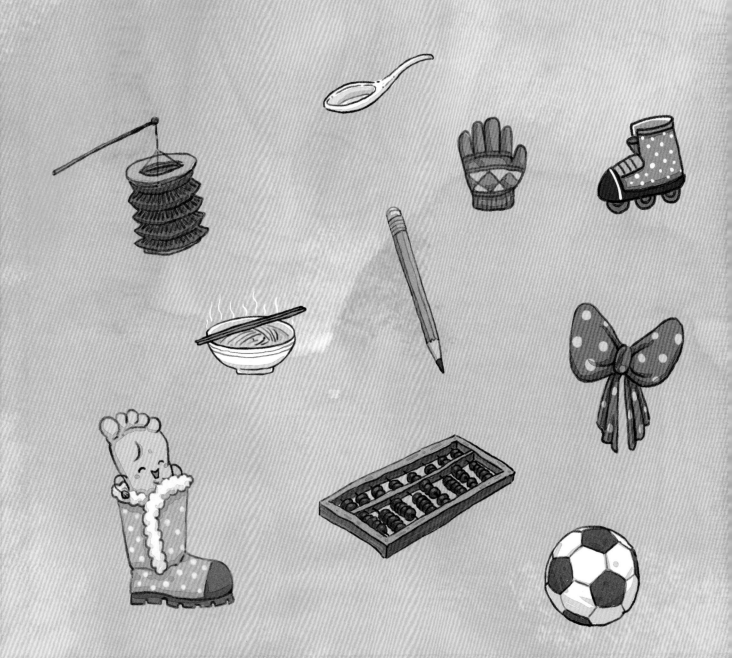